AF590072

ASILE PUBLIC D'ALIÉNÉES DE BAILLEUL

RAPPORT

SUR LE

SERVICE MÉDICAL POUR L'ANNÉE 1876,

PAR

LE DOCTEUR LE MENANT DES CHESNAIS,

Médecin en chef de l'Établissement,
Ancien Médecin du Ministère de l'Intérieur,
Membre lauréat de la Société nationale de médecine de Marseille,
Médaille d'argent du Ministre de l'Agriculture et du Commerce, etc.

LILLE,
IMPRIMERIE L. DANEL.
1877.

ASILE PUBLIC D'ALIÉNÉES DE BAILLEUL.

RAPPORT

SUR LE

SERVICE MÉDICAL POUR L'ANNÉE 1876,

PAR LE

Docteur Le MENANT DES CHESNAIS,

Médecin en chef de l'Établissement,
Ancien médecin du Ministère de l'Intérieur,
Membre lauréat de la Société Nationale de médecine de Marseille,
Médaille d'argent du Ministre de l'Agriculture et du Commerce, etc.

PREMIÈRE PARTIE.

Mouvement de la population.

N'ayant pu par moi-même, assister aux faits dont je suis chargé de rendre compte, il m'est agréable de remplacer dans ce travail un confrère aussi digne et aussi méritant que M. le docteur Espiau de Lamaëstre. Si son éloignement me prive des ressources qui me seraient nécessaires pour l'accomplissement de ma tâche, en m'obligeant à ne donner pour ainsi dire que des tableaux de statistique médicale, je profiterai de cette circonstance pour m'étendre sur quelques considérations générales, dont, je l'espère, l'asile de Bailleul et le département du Nord, ne m'en voudront pas. Quelles que puissent être mes idées particulières, il me semble bon pour tous, et loyal, que l'on sache quels sentiments m'animent pour les malades, quels moyens j'emploie pour les guérir, ou tout au moins pour les soulager, si par malheur, la guérison dépasse mes ressources, ce qui n'est que trop fréquent.

Tableau du mouvement de la population en 1876.

Le nombre de malades traitées pendant l'année a été de	1,154
Ces malades se divisent ainsi :	
1° Présentes au 1er janvier 1876 (967).	
Pensionnaires	186
Indigentes	781
TOTAL	967

2° Admises pendant l'année :

Pensionnaires	Pour la première fois	46		
	Par récidives	4		
	Par sortie avant guérison	7		
	TOTAL	57	57	
Indigentes	Pour la première fois	108		187
	Par récidive	6		
	Par transfèrement d'un autre asile	7		
	Par sortie avant guérison	9		
	TOTAL	130	130	
	Total général des traitées			1,154

Ce premier tableau nous montre une augmentation de neuf malades en plus au 1er janvier 1876, sur le 1er janvier 1875.

Sur le total des admissions pendant l'année il offre au contraire une diminution de sept malades.

Sur l'ensemble des traitées il n'y a qu'une augmentation de 2 malades au profit de 1876, sur l'exercice précédent.

Sorties pendant l'année 1876.

Le nombre des sorties de toute nature est de 151

Pensionnaires sorties	Par guérison	8	
	— transfert dans un autre établissement	1	
	— amélioration	14	
	— autres causes	4	
	TOTAL	27	84
Indigentes sorties	Par guérison	36	
	— transfert dans un autre asile	16	
	— amélioration	4	
	— placement dans les hospices	1	
	TOTAL	57	

Décès.

Pensionnaires par cause naturelle		12	
Indigentes.	Par cause naturelle	55	67
	— par accidents	»	
	TOTAL	67	
TOTAL GÉNÉRAL des sorties et décès			151

Résumé général du mouvement pour l'année 1876.

Restant le 1er janvier 1876	Pensionnaires	186	
	Indigentes	781	
	TOTAL	967	
Admises pendant l'année	Pensionnaires	57	
	Indigentes	130	
	TOTAL	187	
TOTAL GÉNÉRAL des malades traitées			1.154
Sorties pendant l'année	Pensionnaires	39	
	Indigentes	112	
TOTAL GÉNÉRAL des sorties			151
Restant au 31 décembre 1876	Pensionnaires		200
	Indigentes		803
TOTAL des restantes au 31 décembre 1876			1.003

Des tableaux statistiques qui précèdent, il résulte que l'exercice 1877 commence avec une augmentation de 36 malades sur l'exercice 1876. Ce qui indique une progression constante dans laquelle rien ne montre un terme. Cette considération doit obliger à réfléchir.

En effet, en 1864, époque à laquelle a eu lieu la translation des aliénées de Lille à Bailleul, comme l'a fait remarquer mon honorable prédécesseur, M. de Lamaëstre, dans son dernier rapport, le chiffre total des malades traitées cette même année n'a été que de 621, tandis qu'en 1876 il s'est élevé à 1,154.

Le chiffre des pensionnaires traitées pendant le dernier exercice qui a été de 239 se répartit ainsi d'après les classes :

Classe exceptionnelle	3
— supérieure	14
1re classe	37
2e —	52
3e —	74
4e —	59
TOTAL	239

Les indigentes au nombre de **915**, se répartissent comme suit, par rapport à leur département d'origine.

Département du Nord	855
— de la Seine	52
D'autres départements	8
TOTAL	915

Sur l'ensemble des malades traitées pendant l'année, par rapport à leur état-civil on compte :

Célibataires	653
Veuves	177
Mariées	316
État-civil inconnu	8
TOTAL	1.154

Par rapport à l'âge, les malades se trouvent ainsi réparties :

Au-dessous de 15 ans	17
De 15 à 20 ans	30
— 20 à 30 ans	111
— 30 à 40 ans	222
— 40 à 50 ans	244
— 50 à 60 ans	271
— 60 à 70 ans	156
— 70 à 80 ans	83
— 80 à 90 ans	14
— 90 ans et au-dessus	1
Ages inconnus	2
TOTAL	1.154

Par rapport aux entrées par mois, on trouve :

Janvier	17	Juillet	25
Février	10	Août	17
Mars	11	Septembre	12
Avril	16	Octobre	18
Mai	15	Novembre	16
Juin	16	Décembre	14

TOTAL du 1er semestre...... 85.

— du 2e — ......102.

TOTAL des admissions de l'année...... 187

De leur côté les sorties réparties également donnent :

Janvier	7	Juillet	4
Février	9	Août	5
Mars	7	Septembre	5
Avril	9	Octobre	7
Mai	8	Novembre	5
Juin	8	Décembre	10

TOTAL du 1er semestre...... 48.
— du 2e — ...... 36.

TOTAL des sorties de l'année...... 84

La durée du traitement pour les guéries ou améliorées a été

Dans les premiers six mois	43
— la 1re année	16
— 2e —	11
— 3e —	5
— 4e —	2
— 5e —	4
— 6e —	1
— 7e —	1
— 9e —	1
TOTAL des guérisons, améliorations et transferts.	84

Les malades considérées au point de vue spécial de leurs affections donnent lieu au tableau suivant :

Guérisons.

Manies simples ou chroniques	14
— puerpérale	7
— hystériforme	1
— alcoolique	1
Lypémanies	17
Démence	2
Imbécillité simple	1
— épileptique	1
Total des guérisons	44
Améliorations, etc.	40
TOTAL	84

Améliorations.

Manie aiguë	8
— hystériforme	1
Lypémanie	4
Démence simple	5
Par transfèrement ou autres causes consécutives à l'amélioration	22
TOTAL	40

Les décès étudiés à leur tour, au point de vue étiologique se trouvent répartis comme suit :

Affections organiques du cœur diverses	10
— avec pneumonie	1
Marasme simple	7
— sénile	5
— paralytique	6
— scrofuleux	1
Erysipèle phlegmoneux	1
— gangréneux	1
— — avec lésion organiq. du cœur	1
Apoplexie cérébrale	6
Pneumonie adynamique	1
Attaques d'épilepsie, dont un cas avec lésion organique du cœur	4
Pneumonie tuberculeuse	1
Pleuro pneumonie	2
Pleuro-pneumonie double	1
Paralysie générale	2
— à marche aiguë	1
Phthisie pulmonaire	8
Congestion —	2
Gangrène —	1
Cancer de l'estomac	1
Fièvre typhoïde ataxique	1
Méningite	1
Albuminu ie	1
Ictère	1
TOTAL	67

Les maladies incidentes survenues pendant l'année, en outre des cas signalés au tableau précédent concernant les décès, ont été : cinq cas de fièvre typhoïde dont un mortel, qui a été inscrit sur le tableau des décès.

Rhumatisme articulaire aigü, trois cas, dont un a eu pour sujet une infirmière.

Les cas de fièvre intermittente sont nombreux ; généralement ils cèdent facilement au traitement, le chiffre des malades qui en ont été atteintes n'a pas été relevé.

La même observation peut être faite en ce qui concerne les angines tonsillaires, également fréquentes et dont trois ou quatre cas se sont terminés par suppuration.

En dehors des cas qui se sont terminés par la mort, on ne compte que trois ou quatre cas de pneumonie, bronchites ou pleurésie.

Un cas de métrorrhagie assez intense chez une toute jeune fille a mérité d'être signalé.

Un cas de luxation du coude, réduit et guéri.

Un cas de fracture de l'humérus, même résultat.

Un cas de fracture de la clavicule ; consolidation fibreuse.

Un cas de déchirure de la commissure des lèvres de cinq centimètres chez une épileptique, pendant une attaque ; réunion par première intention.

Un cas d'ostéite suppurée du maxillaire supérieur chez une gâteuse.

Un cas de cystocèle chez une lypémaniaque pensionnaire ayant nécessité l'emploi du cathétérisme pendant plusieurs mois. — Retour à l'état normal depuis 10 mois.

4 accouchements heureux ont eu lieu pendant l'année. Tous les enfants sont venus valides et à terme. Un cas a offert une adhérence du placenta, qui a nécessité l'intervention de la main pour le décoller, et n'a donné lieu à aucune suite fâcheuse.

Classement des aliénées au 31 décembre 1876, par catégories.

	1° Enfants au-dessous de 15 ans. Ces enfants mêlés parmi les autres malades sont depuis le 1er mai 1877 complètement séparés. Leur instruction, comme leur éducation sont l'objet d'une attention spéciale	17	161
	2° Epileptiques (dont 25 gâteuses)	63	
	3° Malpropres ou gâteuses (quartier des gâteuses)	56	
	4° Agitées (quartier des agitées)	25	
Semi-tranquilles	Salle des semi-tranquilles	70	229
	— agitées	147	
	— d'observation	12	
Tranquilles	Atelier	180	465
	Vieilles, dont la place serait dans des hospices	80	
	Champs et jardins	32	
	Propreté	16	
	Lingerie	10	
	Buanderie	40	
	Cuisine	21	
	Infirmerie	26	
	Salle des tranquilles	40	
	A l'observation	20	
	TOTAL GÉNÉRAL		855

Je termine ces études statistiques par le tableau qui marque l'âge des décédées en 1876. — Nombre total 68.

Tableau comparatif par rapport à l'âge des décédées.

0 à 10 ans	10 à 20	20 à 30	30 à 40	40 à 50	50 à 60	60 à 70	70 à 80	80 à 90
14 jours enfant né dans l'établissement, mort d'une entérite infantile le 12 juin 1876.	13 ans	21 ans	35 ans	40 ans	50 ans	60 ans	71 ans	80 ans
		23 —	36 —	40 —	55 —	64 —	78 —	80 —
		22 —	32 —	43 —	57 —	65 —	77 —	85 —
		23 —	31 —	42 —	58 —	62 —	72 —	83 —
		25 —	35 —	43 —	54 —	63 —	74 —	83 —
			33 —	48 —	52 —	67 —	73 —	86 —
			39 —	49 —	57 —	67 —	79 —	81 —
				46 —	54 —	64 —	76 —	
				45 —	54 —	66 —	79 —	
				43 —	52 —	62 —	72 —	
					53 —	64 —		
					59 —	65 —		
					51 —	68 —		
					57 —			
1	1	5	7	10	14	13	10	7
24					44			
68								

On remarque dans ce tableau le nombre incroyable des vieillards par rapport à la population de l'asile. En effet de 80 à 90 ans, on compte sept décès; de 70 à 80 ans 10. de 60 à 70, 13.

Ainsi à partir de soixante ans, la seule année 1876, compte 30 décès. Le chiffre s'élève à 44 à partir de 50 ans; la période de 50 à 60 ans étant de 14.

Avant 50 ans, en comptant même un nouveau né dans l'asile, mort quelques jours après sa naissance, le total des décès sur la population n'est que de 24, c'est-à-dire moitié moindre.

En rapprochant ce résultat de ce qui se passe dans les hospices de la vieillesse et même dans les familles, on ne peut s'empêcher d'être péniblement impressionné du peu d'égard que notre époque a conservé pour la vieillesse. La vieillesse a ses infirmités, sans doute, mais c'est justement à cause de ces infirmités qu'elle a des droits acquis. Pourquoi donc ajouter à ses chagrins, en lui infligeant pour dernière consolation, le séjour illégal et immérité dans un asile d'aliénés, où on l'envoie mourir !

Une aveugle de 70 à 80 ans, qui ne peut se bouger et qui demande qu'on lui vienne en aide, est regardée, à cause de cela, comme une perturbatrice de l'ordre et dangereuse pour les autres vieillards ! Allons donc ! — Elle est gâteuse, cela est vrai, et les soins qu'elle exige sont pénibles, je l'accorde ; mais si, lorsqu'elle appelle, au lieu de la rebuter, de maugréer contre elle, on lui permettait de satisfaire plus facilement aux exigences de la nature, elle ne serait pas gâteuse ; elle serait moins ennuyeuse, moins criarde, moins gênante. Mais il est bien plus commode de s'en débarrasser... On s'adresse au docteur et on lui dit : « Docteur, voilà une malade dangereuse ; elle crie la nuit, elle n'est jamais tranquille, elle est gâteuse, elle menace, donc elle est dangereuse, (mais en quoi et comment, si elle est aveugle et ne peut se remuer ?) Elle se plaint quand on la touche, nous n'y tenons plus, il faut que vous nous délivriez un certificat d'urgence, pour nous en débarrasser et l'envoyer dans un asile d'aliénés. » Le docteur plein de confiance en ce qu'on lui dit, donne la pièce demandée et la pauvre vieille vient mourir souvent en arrivant à l'asile ! : D'autres fois, atteinte d'une tumeur, ses plaintes, hélas ! trop légitimes, mal interprêtées, elle est conduite à l'asile où la cause du mal est appréciée, mais trop tard, et la malade est encore, quelques jours après, morte parmi les folles, où sa place n'était pas marquée.

En appelant l'attention sur ce point, j'ai cru accomplir un devoir, comme mon prédécesseur M. de Lamaëstre l'a fait l'année dernière dans son rapport annuel page 4, chap. 2, admissions.

En rappelant ces tendances abusives à se débarrasser des vieillards, M. le docteur de Lamaëstre dit, page 23 et 24, en parlant de ces vieillards :

« Ce sont, en général, des malades qui, après avoir reçu des soins plus ou moins longs dans » les hospices des villes ou des communes, sont envoyés dans les asiles pour des motifs qui » ne donnent pas toujours à leur séquestration le caractère d'une impérieuse nécessité.

» Déjà, dès l'année 1867, frappé du grand nombre des incurables qui se trouvaient dans » notre établissement, nous disions dans notre compte-rendu qu'il serait bien désirable de » pouvoir renvoyer un certain nombre de ces malades qui nuisent aux aliénés dont l'état mental » est susceptible de guérison par l'encombrement qu'elles entretiennent. Nous savons qu'il » est fort difficile de faire rentrer ces malades dans les hospices des vieillards ou dans leurs » familles qui en sont déchargées ; mais cette mesure est possible dans certains cas, et il ne » faut point négliger d'y avoir recours, surtout lorsqu'on a acquis la certitude que ces malades » trouveront au dehors des soins convenables. Ne point agir serait entretenir des abus et » favoriser des tendances qui ne sont déjà que trop prononcées.

» Il faut ajouter que les malades rangées dans cette catégorie, se trouvent souvent dans » des conditions de santé physique très-mauvaises lorsqu'on les transfère dans les asiles. Il » n'est pas rare de voir des aliénées succomber le lendemain ou deux ou trois jours après leur » entrée. Nous pouvons même citer une malade qui, dans l'année 1873, est morte dans le » bureau d'admission en descendant de la voiture qui l'avait amenée du chemin de fer. »

Est-il nécessaire d'ajouter à cela !

DEUXIÈME PARTIE.

CONSIDÉRATIONS GÉNÉRALES

Sur les asiles et le traitement des malades atteints de folie.

Amicus Plato, magis amica veritas.

Les quelques réflexions que j'ai l'intention d'exposer, cette année, auront pour but, non de faire ressortir l'importance des asiles et des services qu'ils rendent depuis la fin du dernier siècle. Trop d'auteurs compétents ont traité avec talent cette question : et, dans son dernier rapport sur l'asile de Bailleul, M. le docteur de Lemaëstre par un résumé aussi clair que concis, en a mis en relief les principaux traits, avec ce tact délicat qui lui est habituel, qui oblige les intéressés à le suivre avec attention, et sait inspirer à tous le désir de s'instruire en le lisant.

Le but que je me propose peut ne pas paraître modeste, et je ne m'abuse point sur les contradictions que les idées que je vais exposer doivent rencontrer chez plusieurs de ceux qui pourront avoir l'occasion de me lire. Mais beaucoup moins préoccupé d'obtenir un succès quelconque, que poussé par le désir d'être véridique et utile, dans la limite de mes forces, je dirai à tous.

« *Si meliora vides, doceas, parebo monenti ;*
» *Si mea vera vides, utere, non doleas.* »

S'il est, à priori, un devoir qui s'impose, de toute nécessité, à quiconque est honoré du titre de médecin, et bien plus encore à celui qui, spécialement s'occupe de médecine mentale sous le nom d'aliéniste, n'est-ce pas celui de connaître son sujet ?

Si la médecine est une science dont le but est de rétablir, dans l'homme malade, l'ordre, là où il n'existe plus ; l'harmonie et la santé, là où l'une et l'autre font défaut, n'est-il pas juste de savoir tout d'abord ce qu'est l'ordre, ce que sont l'harmonie et la santé dans l'état normal, si l'on veut pouvoir apprécier par comparaison en quoi consiste le désordre causé par la maladie, et par quels moyens on peut arriver plus sûrement à rétablir l'harmonie et la santé ?

Ces principes me semblent tellement évidents que je croirais faire injure, en insistant.

Toutefois, lorsqu'un principe est reconnu vrai, il est un devoir nouveau qui s'impose d'office à tous : c'est de suivre ce principe dans ses conséquences et dans son appréciation. Or, dans l'application de ce qui précède, au sujet de l'aliénation mentale, je vois surgir un premier problème dont la solution doit être trouvée, sous peine de renoncer au but même que l'on veut atteindre.

Ce premier problème à résoudre et qui nous barre le passage, en nous défendant d'aller plus loin, est celui-ci : 1° Qu'est-ce qu'un homme normal? Qu'est-ce qu'un fou? La raison et la folie, voilà le problème.

Entreprendre de traiter une telle question en quelques pages, n'est-ce pas, comme je viens de le dire, se montrer peu modeste, lorsque des savants distingués se sont presque consumés dans cette entreprise en efforts impuissants, et que tant de volumes élégamment écrits et judicieusement conçus, n'ont point réussi, je ne dirai pas à la résoudre victorieusement, mais même à en rendre l'étude moins épineuse? Oui, je regarderais comme une présomptueuse et impardonnable témérité de ma part, si je visais en cela à contenter tout le monde, surtout le monde des penseurs. Plus humble, plus pratique dans mes désirs, c'est par la franchise avec laquelle je vais aborder mon sujet, en marquant bien mon point de départ, et en déterminant nettement le but que je veux atteindre, que j'espère rencontrer quelques sympathies.

Être un vrai médecin, tel est mon but.

J'aborde donc mon sujet de front et je me dis : Pour connaître l'homme normal, il faut que je sache *pourquoi il est*, *dans quel but il est*, parce que *tout en lui doit avoir été créé*, *combiné de manière à répondre au motif de sa présence, et au but de sa destinée*. Cette question est claire et je la crois du domaine de la science la plus positive, car *l'homme est un fait*, *tout comme sa destinée*.

Mettant de côté, volontairement et pour abréger, toutes les controverses passionnées qui ne résolvent rien, mais qui ont le privilége de semer la discorde et les ténèbres là même où tout satisfait la raison, là où tout est clair et répond aux besoins de l'homme, *quant à ce qu'il est*, *et quant à ce qu'il sera*, j'adopte, comme médecin, le récit biblique pour m'éclairer dans mes recherches. Je l'adopte comme philosophe, comme simple particulier. Avec lui, si je n'arrive pas à rendre aux autres assez de savoir pour mériter que l'on dise de moi : *Transiit benefaciendo*; j'aurai au moins celui d'avoir dirigé tous mes efforts pour qu'en mourant mon âme puisse s'entendre dire : « *Euge, serve bone, quia fuisti in modico fidelis, intra in gaudium Domini*. »

Peu soucieux de discuter sur les extravagantes hypothèses, parmi lesquelles le Darwinisme et le transformisme, peut, par un caprice du hasard, nous faire naître soit du cristal de roche, d'un polypier, soit d'un singe, guenon ou chimpanzé, (*et mundum tradidit disputationi eorum*), je prends l'homme pour ce qu'il est : chef-d'œuvre déchu du Créateur, vivant peu de temps, et ne pouvant que par la mort entrer dans la véritable vie, cette vie qui ne finit plus, où se trouve la récompense ou le châtiment du bon usage ou de l'abus de la liberté : voilà l'homme vrai, dans le sens de la raison, de cette raison qui s'appuie sur la révélation avec plus de logique et de certitude que sur les notions plus que discutables, que l'on croirait découvrir dans les caprices du hasard, et dans l'étude des lois de la nature sans Dieu, des lois sans législateur et de création sans créateur.

Ah! dites-moi, humanitaires, matérialistes qui riez de mes croyances, quelle consolation, quel remède vous apporterez à la pauvre folle, veuve, mère de famille, livrée au désespoir, pour avoir perdu son seul soutien, quand vous lui aurez appris qu'à la mort tout finit? De quel courage cynique et cruel ne devez-vous pas vous armer, pour oser combattre les idées de suicide qui accompagneront tous les désespoirs? Parlez, je vous en conjure, et dites-moi si ce n'est pas une amère inconséquence, une cruelle ironie, que d offrir le néant comme dernière perspective, et néanmoins de l'offrir encore comme une preuve démonstrative de la folie et de la culpabilité de la manie suicide!

Quoi! l'homme n'est qu'un agrégat fortuit de monades matérielles, subissant les lois (sans législateur) immuables et fatales de ce qu'il vous plaît, dans votre ignorance déguisée, d'appeler l'organisme! Quoi! l'homme n'est qu'un automate, à l'instar du cristal de roche, comme la plante, comme l'insecte! Qu'une masse différente par la forme et par la combinaison ou l'association de ses éléments matériels! Quoi! l'homme n'est qu'un automate irresponsable, incapable de se modifier, de faire un acte libre, et vous osez vous proclamer *savants*, *libres penseurs?* MM. les libres penseurs, soyez moins inconséquents et remarquez que votre nom et votre enseigne démentent vos doctrines fatalistes.

L'inconséquence et les passions les moins avouables qui vous servent d'égide vous aveuglent tellement que, si je ne pense pas comme vous, si je crois devoir appeler à mon aide les lumières de la science religieuse et de la métaphysique, si j'y trouve des ressources qui me font du bien et me permettent d'en faire à mes semblables, vous ne vous possédez plus, vous croyez devoir m'interdire le droit d'émettre un avis, une opinion, parce que cela peut ne pas vous plaire! Mais, de quel droit, si, comme vous l'affirmez, si, comme vous, je suis un automate? Remarquez pourtant que si l'homme est ce que vous dites, il ne m'est pas plus possible de ne pas parler métaphysique et religion et de ne pas aimer ces choses, qu'à vous de faire le contraire, puisque la fatalité doit me pousser avec la même force dans le courant que je suis, que celle qui vous pousse dans le courant contraire que vous suivez.

Donc, acceptant, pour l'instant, votre principe, je vais user du droit que me donnent la la fatalité et l'automatisme pour m'exprimer sans gêne et veux dire ma pensée tout entière sur l'homme, la raison et la folie, tels que je les comprends, tels que je les envisage comme médecin, tels que je crois devoir m'en servir dans le traitement des malades atteints de folie, quand ils sont soumis à mes appréciations, à ma sollicitude, à mes soins.

Entrons en matière: Tout d'abord, je constate un point de départ important. *L'homme n'est pas son auteur; Dieu l'a créé.* Il l'a créé, non sans but, mais pour un but déterminé, celui de le reconnaître comme son créateur, de l'aimer, de le servir, et de mériter la récompense destinée à l'accomplissement du devoir. L'homme normal est donc celui qui correspondra corps et âme à ce but. Tout dans l'organisme humain atteste ce but. L'homme vit peu, souffre beaucoup et meurt; voilà qui est fatal. Il naît cependant avec trois aspirations dont il cherche en vain la réalisation impossible en ce monde, *vivre*, *heureux*, *toujours*. Voilà qui est certain comme désir, irréalisable comme effet.

En ce qui concerne la vie, elle n'est pour lui, dans le premier souffle, que le prélude du dernier rôle de l'agonie. S'il soutient son existence temporaire, ce n'est qu'avec les débris de la mort qui le menace à chaque seconde.

Quant au bonheur, il ne le connaît que par les souffrances et ses désillusions, dont la folie est l'expression la plus terrible. Si le néant suit la mort et couronne l'automatique destinée de l'homme, le tableau n'est pas gai.

Ai-je besoin d'ajouter?

Le juste opprimé, le pauvre méprisé, le faible sacrifié, la vertu persécutée, la fortune criminelle et la richesse, quelle qu'en soit l'origine, honorées, sont-ce là les véritables et dernières destinées de l'homme? Non, non, mille fois non.

La mort apparente, plus que réelle dans ce monde, marque le terme du surnumérariat de la véritable vie dans l'Eternité, le terme des épreuves qui doivent, à tout jamais, nous classer dans l'autre monde, car, quoi qu'en disent et en puissent penser les matérialistes, *vita nostra mutatur et non tollitur*, et pour nous chrétiens nous pouvons ajouter: *Et dissoluta hujus habitationis domo, æterna in cœlis habitatio comparatur.* C'est un peu plus consolant que le néant pour réprimer le vice et récompenser la vertu opprimée.

Dans ces idées comme médecin aliéniste, il me sera donc permis d'offrir à la veuve désolée autre chose que le triste néant pour consolation.

A la manie suicide, il me sera permis d'opposer le bienfait de la résignation à la volonté de Dieu, et de faire briller aux yeux de mon malade le prix inénarrable qui récompensera cette résignation.

Au dipsomane, je pourrai reprocher sa funeste passion, lui faire sonder la profondeur de l'horrible abîme dans lequel il se perd, en lui montrant, par contre, les avantages de la tempérance et les honneurs qui l'attendent.

Au luxurieux, je ferai ressortir l'abject et l'odieux de son indigne passion, la laideur cynique et sauvage, son égoïsme brutal aussi vil que meurtrier, en lui opposant l'inestimable prix qui couronne la continence et la chasteté, vertus qui répugnent aux libres penseurs.

Que m'offriront, en échange de ces vérités, les abrutissantes doctrines du matérialiste? Il ne veut ni Dieu, ni paradis, ni enfer, parce qu'il a peur du dernier, qu'il redoute le premier comme juge, et qu'il se reconnaît indigne du second: *Impius dixit in corde suo quia non est Deus, et os ejus sicut sepulchrum patens..... Peccator videbit et irascetur, dentibus suis fremet et tabescet.*

L'homme est un être privilégié, libre, responsable, placé sur la terre pour mériter et recevoir, ailleurs qu'en ce monde, la récompense de sa fidélité, s'il a été bon, ou, dans le cas contraire, le châtiment inévitable qui l'attend; voilà le but et le motif de sa création. Image de Dieu, il est fait pour Dieu.

Comme œuvre de la création, deux éléments entrent dans sa composition; l'esprit et la matière, ou, en d'autres termes, l'âme et le corps. Unis l'un à l'autre dans une solidarité parfaite, l'âme ne peut rien sans le corps, et le corps sans l'âme n'est plus qu'un cadavre.

Dans l'état normal, la combinaison, le composé qui fait l'homme, répond au but de la création, but manifeste jusqu'à l'évidence, évident jusque dans les erreurs qui l'en éloignent le plus. *Vivre, heureux, toujours*, voilà l'homme, voilà toute sa pensée, son but, sa destinée. Pour remplir cette destinée, il doit lutter contre mille obstacles, parmi lesquels le triomphe de lui-même contre ses passions n'est pas le moindre. C'est là ce qui ne va pas aux libres penseurs. S'il use pour le bien de sa liberté relative, comme Dieu dont il est l'image, use de sa liberté plénière, s'il tend à être une image vraie et ressemblante de son Créateur, il va droit au but; il est dans l'état normal; c'est l'état de la raison. L'anomalie n'est qu'un écart proportionnel de cette voie, et la folie marque le plus grand angle d'écart. C'est par la folie, en effet, que l'homme s'éloigne le plus de la raison. Malgré le déplaisir que cela donne aux libres penseurs, il n'y a rien de paradoxal dans ce que j'avance, j'espère le démontrer.

De la folie.

Qu'est-ce que la folie? — Médicalement parlant, la folie est une maladie caractérisée par les désordres matériels et moraux qui font que celui qui en est atteint ne peut plus suivre les relations de cause à effet.

C'est, en d'autres termes, une paralysie plus ou moins durable et profonde, dont l'expression la plus avancée est le ramollissement du système nerveux. C'est ce ramollissement qui caractérise la paralysie générale progressive, cette période ultime de la folie. (1)

Entre la simple distraction physiologique, qui suspend momentanément les fonctions de quelques sens, pour concentrer l'activité psychique sur un seul point afin de lui donner plus de force, et la période pathologique ultime du ramollissement, il n'y a qu'une question de plus ou de moins, dont les conséquences dépendent de l'intensité et de la durée des causes qui ont déterminé cette paralysie, cette décomposition.

En dehors des accidents, plus rares qu'on ne le croirait, la folie est le produit néfaste de l'exagération du moi, de l'égoïsme.

Quel que soit le nom que l'on donne à la folie, dans les classifications usuelles, la forme et l'expression du délire ne sont que les manifestations des idées et des passions dominantes qui ont précédé la folie et y ont conduit par suite des excitations multipliées, des préoccupations incessantes, des troubles passionnels qui ont détruit la santé, tantôt lentement, tantôt rapidement, en déterminant la désorganisation matérielle qui en est l'expression.

Si les études sur l'aliénation mentale n'ont point été, jusqu'à ce jour, marquées par un progrès répondant aux efforts des travailleurs, cela tient à ce que la plupart se condamnent à une fatale stérilité, en faisant fausse route, en omettant de chercher la cause première du mal.

Si vous avez une épine dans le talon, que la fièvre s'en suive, que le délire s'empare de vous, qu'une série de troubles divers se manifeste dans tout l'organisme, je le demande, de bonne foi, pensez-vous qu'une saignée répétée, que des purgatifs, des vésicatoires, du sulfate de quinine, de l'opium et toute la pharmacie réunie puissent avoir un résultat quelconque et suffisant pour rétablir l'ordre dans l'économie, tant que vous n'aurez pas enlevé cette épine, seule et unique cause du désordre multiple que vous observez? Non, évidemment non, mille et mille fois non, n'est-ce pas?

---

(1) Je réserve dans un travail ultérieur et plus étendu de justifier cette définition par des faits et des démonstrations que le cadre restreint d'un compte-rendu ne permet pas d'y introduire.

Or, la folie est presque toujours, sinon toujours le résultat d'une épine morale placée non dans le talon, mais dans le cœur, mais dans l'imagination sous la forme de *l'égoïsme* ou de l'exagération du moi pour satisfaire ses passions.

Je vais en donner la preuve par ce qui suit, qui n'est que l'exposé véridique et l'histoire des malades les plus dignes d'intérêt à tous égards.

Madame X*** est devenue veuve ; elle a plusieurs enfants charmants, de la fortune ; elle est encore jeune. Son mari occupait une haute et brillante position. Tout ce qu'il y a de plus honorable, de plus distingué avait besoin de lui. Il était d'ailleurs bon, très sociable, accessible, donnait des fêtes officielles et familières ; Madame en était forcément l'héroïne. Comment d'ailleurs en eût-il été autrement ? Belle, elle-même, spirituelle, instruite et gracieuse, qui donc n'eût pas ambitionné d'elle un sourire, une parole sympathique, une invitation ? Sans doute, elle aimait son mari, sans doute elle adore ses enfants, sans aucun doute elle est la femme du monde la plus estimable, la plus irréprochable, mais elle était trop heureuse !....

L'homme, je le répète, aspire à vivre, heureux, toujours. Et voilà que tout à coup, la mort, l'impitoyable mort, lui ravit subitement son époux... Pourquoi cela ? N'était-elle pas un modèle ? Elle pratiquait même sa religion... Le dimanche, elle sacrifiait en se gênant beaucoup sans doute, une demi-heure à midi ou midi 1/2 pour entendre à la hâte un bout de messe-basse. Mais après, dans sa pensée, Dieu devait lui en être reconnaissant. Elle avait fait tant d'efforts pour assister à cette messe ! Le soir, il est vrai, il y avait bal à la Cour, au Ministère, à la Préfecture ou chez tout autre haut personnage ; et que de soucis alors que l'on n'avait point eus pour la messe ! La toilette, ce tyran qui exige tant et de si ridicules sacrifices !! Mais il fallait briller.... Arrivée là, les compliments, les prévenances des empressés, des flatteurs de toute catégorie, la danse, les plaisirs, les rafraîchissements ont fait passer la nuit comme une ombre.

On n'a pas craint pour cette fête de contracter une pleurésie, une pneumonie, un rhumatisme articulaire, une phthisie même, en absorbant glaces et sorbets, étant en pleine transpiration qu'avaient provoquée l'exercice de la danse, l'encombrement des invités, les lumières des pièces bien closes dont on brise tout à coup les vitres pour jouir brustement d'une fraîcheur meurtrière. Qu'est-ce que cela en face du plaisir ?.... Je m'arrête, car la mort vient !.... la mort qui n'épargne ni le rang, ni la fortune, ni la beauté, ni la jeunesse, ni les illusions élyséennes, ni les laideurs du tartare ; la mort, ce fait brutal, la mort avec son sinistre cortége de deuil et son éternel arrêt ; la mort arrive et frappe au milieu des plaisirs sensuels et des jouissances que promettent les illusions fantastiques d'une imagination vagabonde et surexcitée. Ah ! que l'on se moque de la mort quand on cherche à se convaincre et que l'on se flatte assez pour s'imaginer que, faite pour les autres, elle ne saurait vous atteindre, et que la réalité vienne brutalement vous surprendre, en faisant entrer jusqu'au fond de vos entrailles le trait brûlant et empoisonné avec lequel elle se plaît à vous déchirer, pour vous rendre les douleurs plus aiguës, et les déceptions plus amères ! Dites-moi, s'il est difficile alors de perdre la raison ?

On se croyait d'une nature privilégiée et différente de celle des autres ; on se croyait parfaite pour jeter une obole à une pauvre mère de famille n'ayant que des enfants rachitiques et malsains, dont on avait pitié sans doute, mais qu'après tout, on se gardait bien de considérer comme des êtres qui sont, devant Dieu, nos égaux sinon peut-être nos supérieurs.

L'obole donnée, la messe ou le bout de messe entendue à la hâte, on s'imaginait être parfaite, et Dieu en vous comblant de toutes les faveurs d'ici-bas, ne faisait qu'être juste; il devait cela, au moins, à vos vertus prétentieuses. Voilà le tableau initial d'un bon nombre de malades égoïstes sans y croire.

Suivons-en maintenant les conséquences dans les désordres organiques et moraux qu'ils déterminent.

Le coup si brusque, si inopinément survenu, qui vient de rompre cette existence toute fleurie, toute embaumée des parfums sensuels dont s'enivrent facilement les heureux de ce monde, cette mort si cruelle qui, comme une foudre, vient empoisonner la coupe où vous buviez à longs traits le nectar de tant de douces illusions, vous n'y pensiez pas, vous ne la croyiez pas possible, ou tout au moins, elle était si éloignée de vous et des vôtres dans votre esprit, que vous eussiez regardé comme une folie impardonnable, l'idée qui aurait voulu y arrêter votre attention. Cependant, elle est là, cette mort!.... Adieu, plaisirs, adieu, fêtes pompeuses, rêves enchantés; adieu, beaux jours expirés, naissant avec des aurores si séduisantes que caressaient les rayons argentins d'un soleil printanier, resplendissantes de perles d'une rosée toute parfumée par ces milliers d'arômes que distillaient les fleurs aux premiers feux du jour! La mort froide.... la mort a remplacé tout. La mort, la réalité, le deuil!!!!.... Une sorte de stupeur a glacé les membres de cette jeune femme si altérée de jouissances terrestres. Elle accuse Dieu! Elle blasphème son saint nom, dans son inconscient désespoir. Elle refuse toutes les consolations de ses proches, de ses amis qui deviennent de plus en plus rares et promptement, car le vide se fait autour d'elle :

Tempora si fuerint nubila, solus eris....

Elle a constamment dans sa bouche Dieu; moins pour le prier que pour l'accuser d'injustice! Que lui a-t-elle fait? Quel crime a-t-elle commis? Pourquoi est-il si cruel? Elle prie, elle pleure, s'humilie et se révolte tout à la fois. Le contraste si terrible du passé si séduisant avec ce deuil; ce vide qui grandit à chaque instant l'épouvante. La frayeur se répand dans tout son être et la terrorise à mesure que l'isolement recule autour d'elle les limites de son redoutable cercle. Elle a perdu le sommeil, elle appelle à son secours le ciel et la terre, Dieu et les saints qu'elle maudit l'instant d'après; l'appétit se perd comme le sommeil; on s'inquiète parce que la santé s'altère et personne n'a d'empire sur cette malade que le médecin déclarera bientôt atteinte de *manie religieuse!!* Cependant, elle refusera de prier, ses proches deviennent, dans son esprit, des persécuteurs; ils veulent profiter de son malheur pour se venger du bonheur dont elle a joui, pour s'emparer de ce qu'elle a, pour lui ravir ses enfants peut-être, *comme on a tué* son mari. Elle devient atteinte du *désir des persécutions*, nouveau genre de maladie, sans doute. Mais le mal grandit, le système nerveux soumis à des surexcitations continuelles se trouve bientôt matériellement atteint. Et le désespoir marchant toujours, la malade refuse toute nourriture. Elle est *sitiophobe*. Les idées de suicide commencent à germer, et le délire se continuant se traduit bientôt par des actes qui inspirent des craintes, souvent, hélas! trop légitimes. Elle est atteinte de *manie suicide*.

Voilà déjà quatre genres de folie. Mais poursuivons: L'inflammation des centres nerveux et de leurs enveloppes fait des progrès; elle marche et grandit avec le délire dont la réaction se manifeste au souvenir des idées qui ont dominé toute cette existence. Il va réagir contre la tristesse.... On l'a trompée ; peut-être son époux n'est pas mort.... Il ne fait que se transformer.... Dans ses rêves, elle le voit, il revient et avec lui une jeunesse nouvelle, une fortune nouvelle, des plaisirs nouveaux ; elle va être princesse, reine, etc., et cette exaltation va être interprétée de manière à donner naissance à une nouvelle maladie : la *mégalomanie.* Les désordres psychiques en augmentant n'ont fait qu'accélérer la désorganisation qu'attestent les symptômes de la paralysie générale progressive. C'est ainsi que se terminera, dans un délai plus ou moins rapproché, cette série dramatique de faits dus à une seule et même cause : *L'exagération du moi !* — Les idées religieuses, la soumission à la sainte volonté de Dieu par une sainte résignation, et surtout l'espoir fondé que la séparation n'est pas éternelle et qu'au ciel on se retrouve, auraient eu plus d'empire à calmer cette pauvre malade que l'idée du néant après la mort comme compensation, comme unique terme de toutes les douleurs du désespoir.

En présence de ces misères spéciales, on comprend la nécessité d'un traitement spécial, et c'est dans les asiles qu'il se trouve.

La séquestration dans un établissement spécial amènera souvent au début un changement heureux, et, sur ce point comme sur beaucoup d'autres, je serai d'accord avec tous les aliénistes pour en affirmer les bons effets. Le changement de milieu, l'obligation de se conformer à une règle jusqu'alors inconnue, la présence d'un entourage nouveau et de personnes non moins inconnues que le reste, sont autant de faits qui ne peuvent manquer d'attirer l'attention, de faire réfléchir et naître de nouvelles idées qui écarteront forcément, d'une manière plus ou moins prononcée, les idées délirantes et finiront peut-être par se substituer entièrement à elles.

Un traitement direct sagement ordonné par le médecin et bien exécuté dans ces circonstances, offre beaucoup de chances pour ramener un peu de calme et d'harmonie en reconstituant matériellement l'organisme et en régularisant toutes les fonctions. Enfin, la présence des religieuses, les paroles charitables qu'elles feront entendre, le dévouement qu'elles prodigueront, la résignation qu'elles inspireront par leurs actes comme par leurs paroles, sont autant d'éléments puissants qui, dans beaucoup de cas, devront nécessairement être couronnés de succès.

Mais ces résultats seraient-ils possibles, si le matérialisme s'imposait dans le traitement avec le néant après la mort comme unique perspective ? Evidemment non. Dans les asiles, en général, les médecins sont plutôt favorables aux idées religieuses qu'ils ne leur sont hostiles. L'indifférence en matière de religion marque la limite extrême de leur manière d'être ; et ne considérassent-ils les pratiques religieuses et les cérémonies du culte que comme un simple moyen de distraction, que ce motif seul suffirait à les leur faire accepter. D'ailleurs, la bonté, la douceur pour les malades, le dévouement le plus absolu, sont la règle de leur conduite. C'est une justice que personne n'oserait refuser au corps médical tout entier, et dont la presse aime à multiplier les preuves avec raison. Le martyrologe des victimes médicales du dévouement est long et chaque année il s'enrichit d'une série nouvelle de noms de confrères justement regrettés et honorés.

Mais ces dispositions si heureuses du corps médical militent toutes en faveur de ma thèse et sont par cela même une démonstration de plus pour moi.

Jamais il ne viendra à l'esprit d'un aliéniste de dire à un lypémaniaque suicide qu'à la mort tout est fini ; parce que ce serait encourager son délire et porter le malade à accomplir le plus tôt possible son funeste dessein. Cette considération suffirait, à elle seule, pour condamner les doctrines matérialistes.

Je n'hésite nullement à porter un défi à n'importe quel matérialiste, réaliste, organopathiste, de m'offrir une objection sérieuse à ce que je viens d'avancer.

Ne pouvant dans un opuscule aussi limité qu'un compte-rendu obligatoire, m'étendre sur les graves questions que je viens de soulever, comme cela me plairait, et comme cela serait nécessaire peut-être, je vais m'efforcer d'esquisser dans un examen rapide les preuves principales qui militent en faveur de mes idées comme méthode de traitement des aliénés.

L'exagération du moi, ai-je dit, est la cause principale de la folie, en dehors des accidents. Je viens d'en donner un exemple.

Mais l'exagération du moi se manifeste sous trois formes principales: L'*orgueil*, la *luxure*, l'*intempérance*.

Je crois l'avoir démontré déjà dans le travail que j'ai adressé à l'Académie de médecine de Paris, pour le concours du prix Civrieux, dont le titre était: « Faire l'histoire de la folie avec » prédominance du délire des grandeurs et l'étudier spécialement au point de vue du » traitement. »

J'avais pris pour devise:

« *Sequitur superbos victor a tergo Deus.* » (Sénèque).

MM. Bouillaud, Falret, Béhier, J. Guérin, Marotte furent les juges avec M. Baillarger, rapporteur de la Commission.

Le rapporteur m'a reproché de ne m'être pas renfermé dans « l'histoire clinique de la folie » avec prédominance du délire des grandeurs. » « L'Académie voulait, dit-il, prévenir par là » les digressions auxquelles pourraient se laisser entraîner certains concurrents et dont, comme » on va le voir, l'auteur du mémoire que nous analysons n'a pas su se préserver.

» La folie, la raison, l'homme, le libre arbitre, la conscience, la responsabilité sont, dit- » il, autant de questions qu'il convient de traiter lorsqu'on se propose d'étudier, dans l'homme, » la grandeur déchue et l'orguil humilié sous la forme de la folie des grandeurs. »

A l'occasion de la folie, en général, le rapporteur me reproche d'avoir insisté sur la théorie des hallucinations; « Il a, dit-il, réuni des résultats statistiques, des recherches d'anatomie » pathologique, etc., etc. »

J'avoue que je n'aurais jamais pensé que ces choses pussent m'être reprochées.

Enfin, il termine par cette conclusion, qui suffit à mon ambition:

« En résumé, ce n'est pas sans regret, Messieurs, que votre Commission a constaté que dans » ce long travail, l'auteur s'était éloigné du but par des digressions qui ne se rattachent » qu'indirectement à la question. Il convient cependant d'ajouter qu'il a fait preuve d'une » grande érudition et réuni beaucoup de documents intéressants. En s'en tenant strictement » au sujet proposé par l'Académie, et en condensant tout ce que renferme son mémoire, s'il » n'avait pas complètement atteint le but, on doit reconnaître qu'il s'en serait au moins » approché. » (Annales médico-psychologiques. — Page 505. — Année 1870. — 1re partie.)

Je remercie Monsieur le rapporteur de ces paroles encourageantes, et je veux le remercier encore d'avoir appelé sur un autre point l'attention de la Commission, quand il a dit (page 504, loc. cit.):

« Nous devons cependant mentionner une théorie à laquelle l'auteur paraît attacher une
» grande importance et qui est, en effet, la conséquence des idées qu'il a exprimées. Il s'efforce
» de démontrer que c'est à tort que l'on a regardé le délire des grandeurs *« comme un symp-*
» *tôme de la paralysie générale, et, par suite, comme une conséquence de cette maladie.* C'est là,
» dit-il, une grande erreur, et c'est le contraire qu'il faut admettre. Lorsque la folie, ajoute-
» t-il, emprunte le forme du délire des grandeurs, l'orgueil ou l'exagération du moi est l'ex-
» citant primitif qui a causé la folie, en engourdissant partiellement le système nerveux, en
» provoquant des congestions fugaces d'abord, puis en déterminant ultérieurement des
» désordres plus accentués et plus durables, des paralysies confirmées. »

Je dirai aujourd'hui que la méditation, l'étude, l'examen clinique des malades, n'ont fait que m'affermir dans mes convictions, à ce point que j'affirme et que je me propose de démontrer : Que ce n'est pas la lésion organique qui donne la forme au délire, mais quelle que soit l'affection dont un malade est atteint, le délire comme symptôme *n'est jamais que la résultante des désirs, des pensées, des préoccupations qui ont précédé la maladie.*

Admettre, comme le veulent beaucoup d'aliénistes, que la paralysie générale ou le ramollissement diffus du cerveau engendre le délire des grandeurs, est tout aussi faux que la proposition de M. Littré dont cette opinion serait la consécration : « *Que le cerveau secrète la pensée comme le foie secrète la bile.* » J'en ai donné la preuve dans le travail déjà mentionné et j'espère que l'occasion viendra pour moi de la renouveler en la confirmant par de nouveaux faits.

A mon avis, les aliénistes font fausse route et établissent une véritable tour de Babel au lieu de construire un édifice scientifique et médical, en s'égarant dans la recherche constante de genres nouveaux de folie basés uniquement sur la nature spéciale du délire comme l'effet d'une lésion anatomique et dont la nomenclature devient effrayante, sans rien apprendre de pratique ni de sérieux au médecin.

Qui voudrait classer la fièvre typhoïde en formes diverses de maladies, selon la nature des délires des malades ? J'en dirai autant de toute affection aiguë, virulente, exanthémateuse, épidémique, quelle qu'elle soit. Chez tous les malades atteints de délire, quelle que soit la maladie, le délire correspondra aux pensées, aux habitudes, aux espérances, aux milieux, aux vertus comme aux défauts des malades eux-mêmes, avant l'invasion de la maladie. L'âge, le sexe, l'éducation, les aptitudes naturelles ou acquises y apporteront leur contingent, et le délire en sera la résultante exagérée par la maladie, et par l'obstacle que la maladie elle-même apportera à l'usage de la raison, surtout lorsqu'il y aura des lésions organiques importantes et profondes causées par le poison, l'inflammation, la suppuration, etc, etc. Si le délire des grandeurs était engendré par le ramollissement diffus, tous les cas où ce ramollissement est rencontré, devraient avoir engendré ce délire ; ce qui est loin d'être constant et démontré.

Par contre aussi, toutes les maladies ambitieuses étant la conséquence de la lésion indiquée, celle-ci devrait toujours précéder la folie et la rendre incurable ; ce qui n'est pas davantage vrai. Les observations ne manquent pas pour le contredire.

Or, qu'on le remarque bien, il n'est pas plus raisonnable, dans la folie, de faire dépendre le genre du délire qui l'accompagne de la lésion organique, qu'il ne le serait de classer toutes les maladies ordinaires en s'appuyant uniquement sur la forme du délire qui accompagne toutes ces affections.

En effet, quelle objection pourrait-on apporter au médecin qui voudrait établir une classification de toutes les maladies sur ce principe, puisque, si le ramollissement diffus engendre la mégalomanie, pourquoi, la méningite, le rhumatisme articulaire, la pleurésie, la pneumonie, les fièvres intermittentes, la peste, le vomito negro, les fièvres exanthémateuses n'auraient-elles pas leur délire spécial, puisque le délire existe ou peut exister pour chacune d'elles ?

Qui ne voit les conséquences qui en découleraient? Le jour où cela serait admis, le système de Gall règnerait en maître, et M. Littré aurait raison. Cela serait surtout le jour où il serait bien démontré que c'est la lésion organique qui a présidé à la forme et à la nature des pensées. Alors le matérialiste trônerait légitimement, car il aurait le droit de dire que l'homme n'est plus qu'un agrégat automatique de matière. Dans cette voie, on devrait dire adieu à la société et à la dignité humaine, à la raison, au libre arbitre et à la responsabilité humaine, même *à la libre pensée* !! La vertu et le vice, le bon et le beau, seraient les équivalents de la m hanceté, de la laideur, du mal et du crime, rien de plus! Oh! les beaux jours, où les tigres seraient à la tête de la civilisation !

Je n'exagère rien dans ceci, l'importance des doctrines médicales domine tout, même la thérapeutique, comme elle aide le diagnostic et le pronostic. On l'oublie trop, à notre époque si fertile en malheurs.

Enfin, je terminerai ces remarques générales par cette simple considération, sur laquelle il me sera peut-être permis d'attirer, ne fut-ce que pour quelques instants, l'attention des esprits sérieux. Toutes les lésions organiques, dans toutes les maladies, la folie comprise, peuvent-elles être autre chose que la conséquence d'un trouble ou d'une surexcitation amenant tantôt une hypérémie, ou une anémie, ou une congestion; tantôt une hypertrophie, ou une atrophie, ou une inflammation, ou une désorganisation variant selon les cas et selon les causes? Évidemment non. Une excitation exagérée d'un organe, selon sa nature et celle de ses fonctions, produira-t-elle autre chose qu'une congestion, une inflammation, une dégénérescence, ou une désorganisation? Non. Le cerveau malade se comportera-t-il autrement? Non. Il sera enflammé, congestionné, désorganisé, comme les poumons, comme le foie, comme tous les organes, ni plus, ni moins. Or, si la pneumonie n'engendre pas un délire spécial; si la méningite, si les affections du cœur, si la pleurésie sont dans le même cas; si toutes les maladies aiguës ne peuvent engendrer une forme particulière pathognomonique de délire, pourquoi l'inflammation de l'encéphale sortirait-elle de la règle? J'attends la réponse. Quel que soit le genre de délire d'un fou pendant sa vie, trouvera-t-on autre chose, à l'autopsie, qu'une vascularisation anormale, qu'une opacité des méninges, avec ou sans adhérences entre elles ou à la surface du cerveau? Sont-ce là des faits communs à toutes les inflammations aiguës ou chroniques? Pouvez-vous y voir autre chose? Le ramollissement, l'induration, l'atrophie, l'hypertrophie du cerveau lui sont-elles spéciales? Des effets en tout point comparables et identiques n'existent-ils pas, ne se rencontrent-ils pas partout ailleurs? Sur quel fait pouvez-vous vous autoriser pour affirmer que c'est le ramollissement diffus qui engendre le délire des grandeurs, si ce n'est par une simple coïncidence, dont l'importance, non méconnue, mais mal interprétée par beaucoup, mérite d'attirer l'attention, non parce que ce délire est un effet du mal, mais bien parce qu'il en *est la cause première*, par les excitations malsaines de l'orgueil et de l'égoïsme dont il est né et qui a troublé l'organisme après avoir troublé l'âme elle-même.

Pour me résumer, je dirai :

La santé et la raison existent là où le corps et l'âme répondent au motif de la création de l'homme et au but pour lequel l'homme est créé ; et dans ce sens seulement est vrai le *mens sana in corpore sano.*

La folie est l'écart moral d'abord, matériel ensuite des conditions normales de l'homme.

De là il résulte qu'en dehors des accidents, tels que le traumatisme, un coup de foudre, une maladie aigüe, un empoisonnement, une insolation, une fièvre exanthémique, une commotion morale fulgurante, etc, la folie naît des excès causés par les excitations malsaines des passions mauvaises qui se résument toutes dans *l'égoïsme* et se manifestent principalement par *l'orgueil, la luxure, l'intempérance.*

Remplacez ces trois vices par les trois vertus catholiques contraires, *l'humilité chrétienne*, la *chasteté*, la *sobriété en tout*, et vous viderez les asiles, les prisons, et je dis plus, vous ferez de ce monde un nouveau paradis terrestre. — J'attends la preuve du contraire.

Comme conclusion, je dirai :

Pour guérir les fous, il faut :

1° Rétablir le calme matériel en restituant à l'organisme ce qui lui manque, et en le débarrassant de ce qui lui nuit. Voilà le premier rôle du médecin.

2° Le second, qui est le plus important, est de profiter du calme matériel pour rétablir le calme moral, par l'élimination des causes morales de désordre et par l'implantation des vertus qui manquaient et qui seules peuvent rétablir l'ordre complet.

Le talent du médecin sera de savoir comment et quand il devra agir, tantôt sur le corps, tantôt sur l'intelligence ou l'âme, sur les sentiments qui sont encore l'âme, sur la volonté qui n'est encore que la troisième manifestation de l'âme. Eclaircir l'intelligence, obliger à la réflexion, déterminer la volonté, voilà le traitement moral. Ce ne seront pas l'athéisme, le matérialisme, l'automatisme et le néant pour conclusion qui produiront jamais ces choses. Quelque déplaisir que puissent en éprouver les matérialistes, je dirai encore :

1° Que l'aliéniste doit être religieux et non matérialiste ; le matérialisme étant la négation de la médecine mentale.

2° Qu'il doit toujours s'enquérir, avec soin, prudence et discrétion, des antécédents des malades, de l'étendue et de la nature de leur éducation et de leur instruction, des milieux qui ont influencé leur moral, afin de trouver le mal en son germe, de le suivre dans son développement, dans les ravages qu'il a causés, d'en apprécier les effets, et se recueillir avant d'entreprendre le traitement.

Felix qui potuit rerum cognoscere causas....

Sublatâ causâ, tollitur effectus.

3° Que la folie est une *entité morbide*, à manifestations diverses selon la nature des causes simples ou complexes qui l'ont déterminée, mais dont le germe primitif sera presque constamment *l'exagération du moi.*

4° Que ce ne sont point les lésions qui déterminent la nature du délire, mais bien les causes du délire qui déterminent les lésions, parce que ces lésions sont toujours les mêmes, quelle que soit la forme du délire, et que c'est le délire qui cause les lésions parce qu'il préexiste longtemps et quelquefois très-longtemps avant la lésion.

5° Que l'étude de la forme du délire, dans la folie, n'est cependant point inutile, parce qu'elle fait connaître, ou tout au moins met sur la voie des préoccupations qui ont amené la folie. C'est ce qui a frappé les médecins aliénistes et qui les a en même temps égarés, parce qu'ils ont pris l'effet pour la cause, dans leur classification. Aussi, ce fait important de la nature du délire, regardé à tort comme effet, a réduit tous leurs efforts à une impuissance qu'ils ne connaissent que trop par l'inefficacité trop fréquente du traitement de la folie.

Obligé comme je le suis de me limiter, je me réserve comme je l'ai déjà dit, pour une autre circonstance, de démontrer par des faits cliniques nombreux et sérieusement discutés, que pour réussir dans le traitement de l'aliénation mentale, il faut être soi-même convaincu de l'efficacité des moyens que l'on veut employer; qu'il faut s'armer de beaucoup de patience, de mansuétude, de charité et de dévouement. C'est là la gloire des vierges chrétiennes qui savent bien comprendre la grandeur de leur mission et la noblesse de leur abnégation. Vivre au milieu des fous est pénible, et n'est point sans danger toujours pour les personnes qui s'y dévouent.

Comme règle générale, la douceur et la bienveillance qui me semblent indispensables au succès, répudient, autant que possible, les moyens de contrainte. Rien ne me semble cruel et indigne comme ce système que j'ai vu quelque part appliqué sur une large échelle, où la camisole de force semble être le vêtement de dessous, obligatoire, on le croirait du moins, où les malades sont condamnés à une immobilité perpétuelle de jour et de nuit. Ce système n'est plus dans nos mœurs, grâce à Dieu; mais si l'on pouvait en comprendre les effets déplorables, il serait encore plus condamné. Par ces moyens de contrainte, la circulation s'arrête, le système nerveux comprimé détermine des fourmillements d'abord, des paralysies temporaires qui ne tardent pas à devenir définitives. Les malades irrités, agacés, deviennent furieux; ne pouvant satisfaire aux exigences les plus impérieuses de la nature, ils deviennent gâteux; obligés de rester plus ou moins longtemps dans un état de malpropreté forcée, certaines parties s'ulcèrent et se gangrènent. L'immobilité commandée continuant, la circulation s'affaiblit de plus en plus, des pneumonies passives se déclarent ainsi que d'autres congestions et d'autres lésions organiques, et le malade meurt presque inopinément, fort souvent.

Donc, sans rejeter absolument les moyens de contrainte qui, dans certains cas, sont nécessaires, il faut néanmoins en être très-sobre. Un vieux dicton bien connu affirme que « l'on ne prend point les mouches avec du vinaigre. » Les aliénés ne se prennent point non plus avec des rigueurs. L'occupation, une surveillance aussi bienveillante que continue, des distractions, des encouragements, des récompenses, des moments de plaisir sagement ménagés, une bonne parole donnée à propos, obtiendront de bien meilleurs résultats.

C'est là le grand mérite des asiles.

L'asile de Bailleul est un de ces établissements dont le département du Nord a le droit d'être fier, et comme « noblesse oblige », on est en droit d'en espérer les meilleurs résultats.

Ce que M. le docteur de Lamaëstre en a dit l'année dernière a fait ressortir, mieux que je ne pourrais le faire, tout ce qu'il avait de beau et de bon; ce que je ne puis que confirmer à mon tour.

En terminant, je dois rendre justice au dévouement éclairé de M. le docteur Peybernès, médecin-adjoint, venu quelques jours seulement avant moi; et lui comme moi, nous nous faisons un devoir de reconnaître combien M. Boudrie, interne du service, a mis d'intelligence et d'activité dans l'accomplissement de ses fonctions. Devant prochainement terminer ses examens pour le doctorat, nous espérons que l'Administration alors s'empressera de lui donner un avancement mérité.

Bailleul, le 10 juin 1877.

Le Médecin en chef,
LE MENANT DES CHESNAIS.

Lille-Imp. L. Danel.

www.ingramcontent.com/pod-product-compliance
Ingram Content Group UK Ltd.
Pitfield, Milton Keynes, MK11 3LW, UK
UKHW012129240726
13965UKWH00005B/2062